चिकित्सा विज्ञान के आविष्कारक

चिकित्सा विज्ञान के आविष्कारक

सुरेश सलिल

वाणी प्रकाशन

वाणी प्रकाशन
4695, 21-ए, दरियागंज, नयी दिल्ली 110 002

शाखा

अशोक राजपथ, पटना 800 004

फ़ोन : +91 11 23273167 फ़ैक्स : +91 11 23275710

www.vaniprakashan.in
vaniprakashan@gmail.com
sales@vaniprakashan.in

CHIKITSA VIGYAN KE AAVISHKARAK
by Suresh Salil

ISBN : 978-93-5229-669-9

Science

संस्करण 2010
आवृत्ति 2017

मूल्य : ₹50

बालाजी ऑफ़सेट प्रेस, दिल्ली-110 093 में मुद्रित

वाणी प्रकाशन का लोगो मक़बूल फ़िदा हुसेन की कूची से

इस पुस्तक के बारे में

लोकोपयोगी विज्ञान विश्वकोश माला के अंतर्गत प्रस्तुत पुस्तक का प्रकाशन दुनिया में चिकित्सा विज्ञान के विकास का सरल एवं सुबोध शैली में संक्षिप्त परिचय देने के उद्देश्य से यिका गया है। यह पुस्तक मूल रूप से हिंदी में लिखी गई है और इसके लेखक विषय के अनुभव जानकार हैं।

चिकित्सा विज्ञान की कहानी पृथ्वी का मानव के उद्‌मय के साथ ही शुरू हो गई थी। बीमारियों का और चोटें लगने का सिलसिला आदमी के साथ तभी जुड़ गया था। यद्यपि हमारे आदि पूर्वजों का मानसिक और बौद्धिक विकास तब तक नहीं हो पाया था, लेकिन जानी हुई बात है कि आवश्यकता आविष्कार की जननी है। जब जैसी आवश्यकता सामने आई, उसने आविष्कार और आविष्कारकों के जरिये ही आज की अवस्था तक पहुँचा है। चिकित्सा विज्ञान के जन्म और विकास का इतिहास भी इसी तरह अपनी मंजिलें तय करता हुआ आज की अवस्था तक पहुँचा। उन सारी मंजिलों को इस पुस्तक में सारग्राही रूप में प्रस्तुत किया गया है। विश्वासपूर्वक कहा जा सकता है कि चिकित्सा विज्ञान के विकास, विश्व की विभिन्न चिकित्सा पद्धतियों और आविष्कारों में रुचि रखने वाले पाठक विषय की पूर्व तैयारी इस पुस्तक के जरिये करने में सक्षम होंगे।

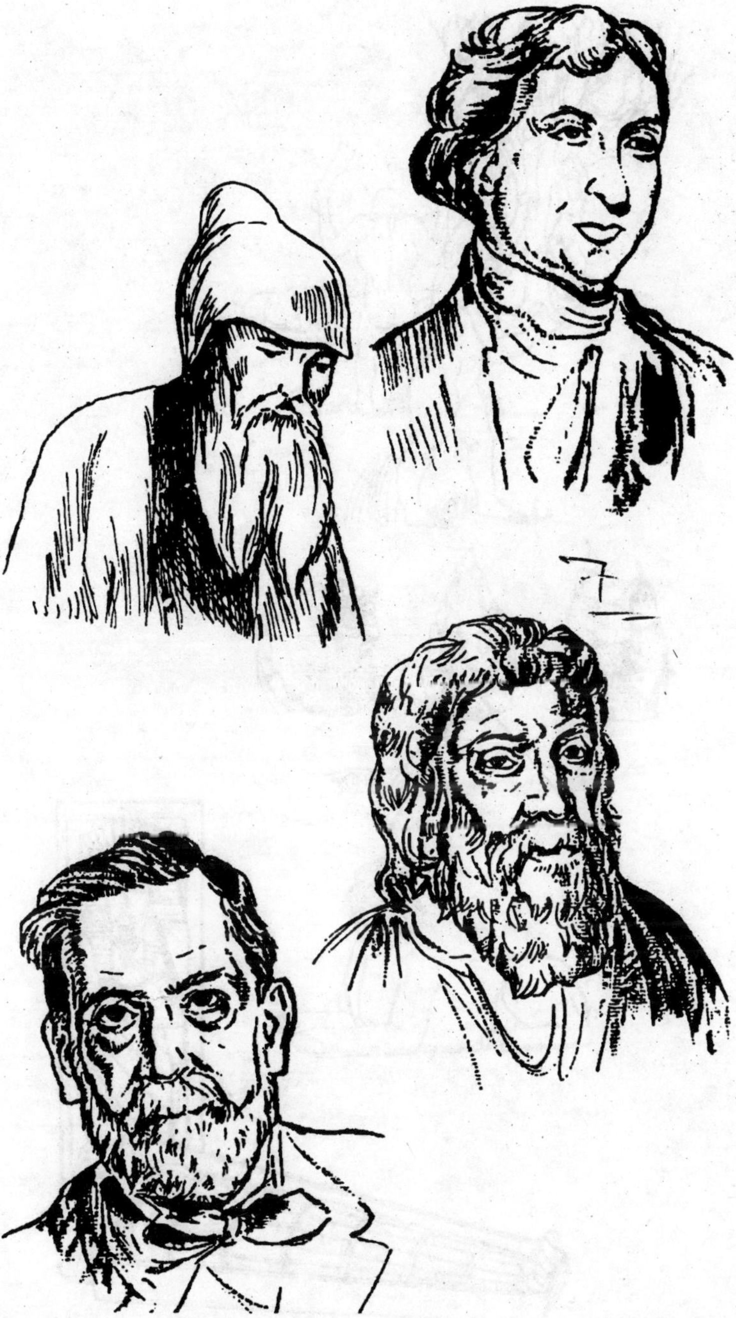

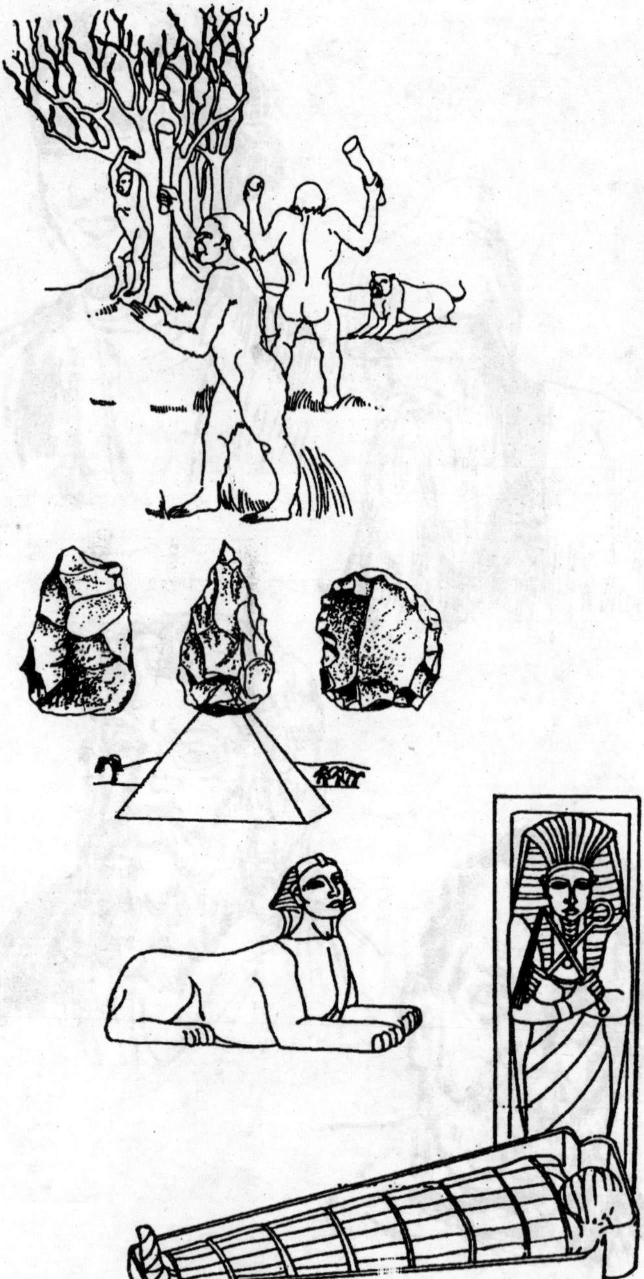

चिकित्सा विज्ञान के आविष्कार

महान विचारक रूसो ने कहा था कि हम बंदरों की संतान हैं। तब उसका काफी मजाक उड़ा था। बाद में मनुष्य जाति के विकास का पता लगाने वाले वैज्ञानिकों ने भी अपनी खोजों के आधार पर इस बात की पुष्टि की कि सबसे प्रारंभिक मनुष्यों का विकास बंदर जैसे दिखने वाले प्राणियों

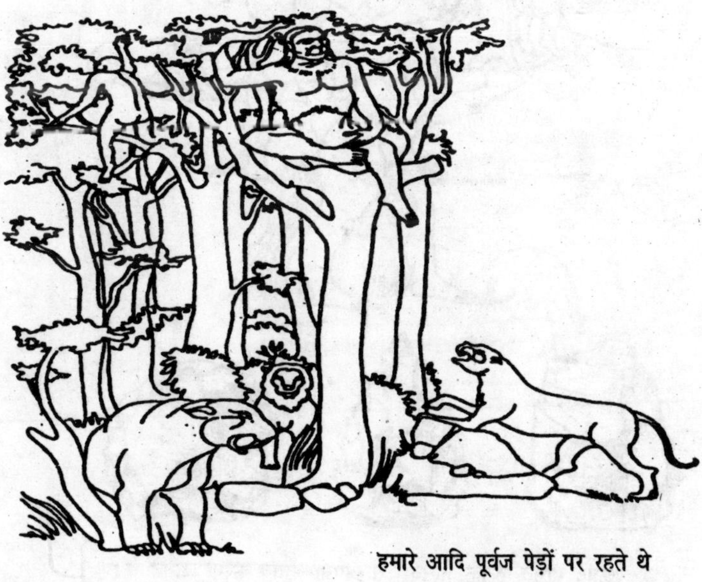

हमारे आदि पूर्वज पेड़ों पर रहते थे

से हुआ। उस अवस्था से आज की सभ्य अवस्था तक पहुँचने में मनुष्य को करोड़ों वर्ष लगे।

बंदरों वाले उस जमाने में हमारे आदि पूर्वज पेड़ों पर रहते थे और चौपाये कहलाते थे। चौपाये से मतलब है चार पैरों पर चलने वाले प्राणी। धीरे-धीरे उनमें बुद्धि का विकास हुआ। वे पेड़ों पर से उतर कर धरती पर आए और चार पैरों से चलने के बजाय दो पैरों पर चलना शुरू किया। यह बात भी उनकी समझ में आने लगी कि शरीर के बाकी बचे दो अंग, जिन्हें वे पैर समझते आ रहे थे वे वास्तव में हाथ हैं जब यह पता चला तो वे अपने

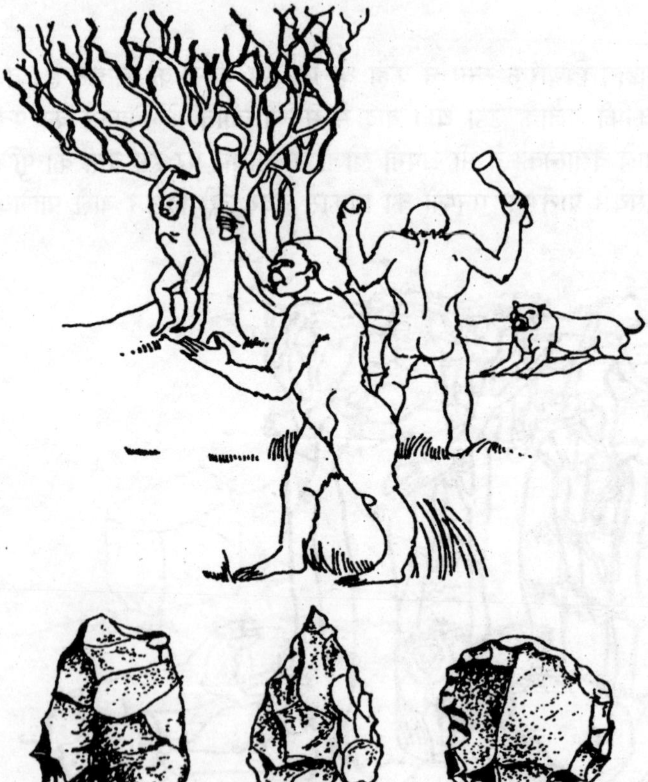

आदि मानव हिंसक जानवरों से अपना बचाव करना जानते थे।

हाथों का इस्तेमाल दूसरे कामों के लिए करने लगे। हाँ, यह जरूर था कि अब उनकी बनावट में कुछ-कुछ बदलाव आने लगा। शारीरिक ताकत में काफी कमी आई, लेकिन सिर का आकार, बंदरों की तुलना में, बड़ा होने लगा। दिमागी ताकत भी बढ़ी।

बंदर से मनुष्य में तब्दील हुए दुनिया के सबसे पहले मनुष्य जिन्हें आगे हम 'आदिम मानव' कहेंगे, जो पूरी तरह खानाबदोश थे। खानाबदोश उस आदमी को कहते हैं, जो एक जगह टिक कर नहीं रहता। हरदम इधर-उधर मारा-मारा फिरता रहता है। तो आदिम मानव की तरह खानाबदोश थे। घर बनाना उनको आता नहीं था। यह भी नहीं पता था कि घर क्या होता है। जंगलों में रहते थे और उनसे प्राप्त होने वाले फल-फूल या जानवरों को मारकर उनका कच्चा मांस खाते थे। तब तक आग का पता भी नहीं चल पाया था।

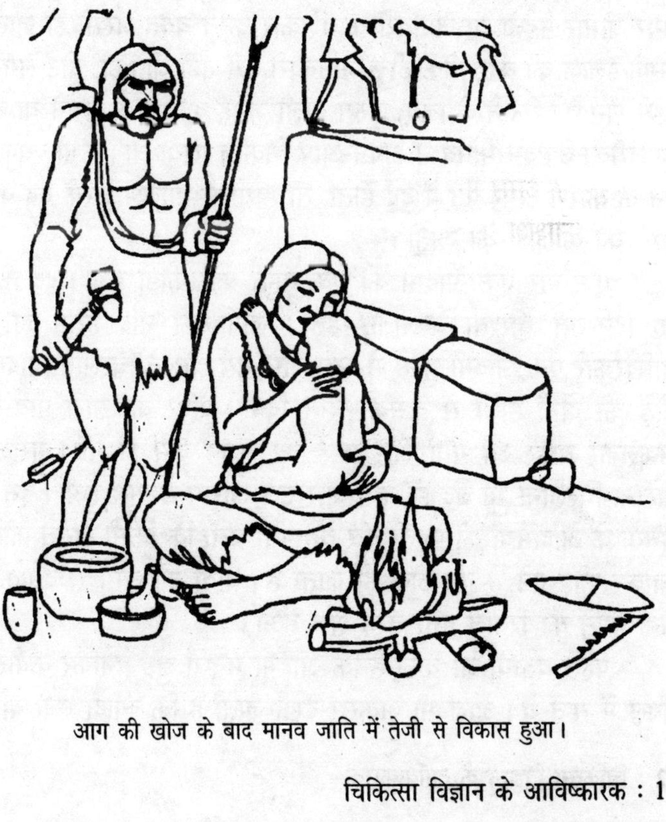

आग की खोज के बाद मानव जाति में तेजी से विकास हुआ।

जंगलों में आदमी मनुष्यों के ही बीच बड़े और खतरनाक जानवर और जीव-जंतु भी रहते थे। उनसे उन्हें खतरा बना रहता था, क्योंकि जानवरों से अपना बचाव करने का तरीका और साधन तब उनके पास नहीं थे। इसलिए आमतौर पर कई-कई पुरुष, स्त्रियाँ और बच्चे झुंड की शक्ल में यहाँ-वहाँ भटकते रहते थे। हालांकि बाद में सभ्य मनुष्य की तरह तब तक उनमें बुद्धि का विकास नहीं हुआ था, लेकिन इतना तब भी उन्हें पता था कि हिंसक जानवरों से अपना बचाव करने तथा भोजन के लिए जानवरों का शिकार करने का काम सामूहिक ताकत से ही किया जा सकता है।

आग की खोज प्रकृति पर मनुष्य की पहली शानदार विजय थी। अब वह कड़कती ठंड में अपने शरीर को गर्म रख सकता था, जानवरों के मांस को आग में भूनकर खा सकता था और जंगली जानवरों से अपनी हिफाजत कर सकता था।

उन दिनों का जीवन बहुत ही कठिन और तकलीफदेह था। आदमी अगर बीमार पड़ता या जानवरों का शिकार करते वक्त जख्मी हो जाता तो उसके इलाज की कोई ठीक-ठीक जानकारी उसे नहीं थी। हाँ, चोट लगने पर बहते खून को रोकने के लिए, जख्म वाली जगह को मुँह से चूसने या चाटने का तरीका आदिम मानव ने अपने-आप निकाल लिया था। कभी ज्यादा खा लेने के कारण अगर पेट में दर्द होता, तो हाथों से मालिश करके दर्द को दूर करने की कोशिश की जाती।

एक बार एक आदमी को एक बहुत बड़ा फोड़ा हुआ। दर्द के मारे वह दिन-रात चीखता-चिल्लाता रहता। लोगों की नींद हराम हो गई। आखिरकार एक आदमी गुस्से में उठा और उस चीखते-चिल्लाते आदमी के फोड़े को दोनों हाथों से कसकर दबा दिया। अंदर का सारा पीब-मवाद निकलकर बाहर आ गया और फोड़े की सूजन कम हो गई। मरीज का चीखना-चिल्लाना भी बंद हो गया और उसे आराम महसूस हुआ। इस तरह दुनिया के आदमियों को पहली बार यह पता चला कि किसी टीसते फोड़े को दबाकर फोड़ देने से वह ठीक हो जाता है। घावों को आग से दागकर भी ठीक करने का रिवाज इसी तरह शुरू हुआ।

पहले बताया जा चुका है कि आदमी मनुष्य झुंड बनाकर कबीलों के शक्ल में रहते थे। आज भी अकसर देखा जाता है कि ज्यादा घनी बस्तियों

में बीमारियाँ ज्यादा और जल्दी-जल्दी फैलती हैं। कीटाणुओं और जीवाणुओं को पनपने का मौका मिला है। यही हाल तब भी था। अकसर एक कबीले से दूसरे कबीले में बीमारियाँ फैलती रहती थीं और उनसे बचने का तरीका न मालूम होने के कारण बड़ी संख्या में लोग मरते रहते थे। सच बात तो यह है कि शुरू के उस मजाने में जिंदगी इतनी मुश्किल थी कि आदिम मनुष्य की औसत उम्र 30-35 साल के ऊपर नहीं जा पाई।

उसी जमाने में झाड़-फूँक के जरिए इलाज की शुरुआत हुई। जब कबीले का कोई आदमी बीमार पड़ता ; तो कबीले का मुखिया मरीज पर से बुरी छाया को दूर भगाने के लिए झाड़-फूँक का अनुष्ठान करता। इस प्रकार हम देखते हैं कि आदिम काल के कबीलाई मनुष्य ने चिकित्सा और इलाज की दो शैलियाँ ईजाद कीं। एक शैली व्यावहारिक चिकित्सा की थी, जिसके तहत जख्मों को चूस या चाटकर अथवा आग से दागकर या पीब-मवाद निकालकर ठीक किया जाता था। मालिश भी इस चिकित्सा शैली का एक हिस्सा थी। दूसरी शैली थी झाड़-फूँक या ओझागीरी की। इन दोनों तरह के इलाजों का प्रयोग कभी तो एक साथ होता था और कभी अलग-अलग। तब रोगी के इलाज का मकसद यह माना जाता था कि या तो उसे रोग से छुटकारा दिलाकर भला-चंगा कर दिया जाए, और अगर मर्ज लाइलाज हो, तो मरीज को जान से मार दिया जाए; ताकि कबीले के बाकी लोगों पर वह फालतू बोझ न बने।

तब की झाड़-फूँक भी बड़ी अजीबो-गरीब होती थी। मरीज पर से बुरी आत्मा की छाया दूर भगाने के लिए ताबीजों का इस्तेमाल तो होता ही था, भेंटें और बलि भी दी जाती थीं। कभी-कभी मरीज के हाथ या पैर की कोई एक उँगली या कोई अन्य अंग भी काट कर बुरी आत्मा को भेंट कर दिया जाता था, ताकि वह अपनी छाया मरीज पर से हटा ले। दुनिया की अलग-अलग जगहों में जो पुरातात्त्विक खुदाइयाँ हुई हैं; उनमें पत्थर युग के मानव के ऐसे कपाल प्राप्त हुए हैं; जिनमें सिर के ऊपरी हिस्से में एक बड़ा—सा छेद है। आधुनिक मानव विज्ञानियों का अनुमान है कि ये छेदयुक्त कपाल उस जमाने की ओझागिरी या झाड़-फूँक की जीती-जागती मिसाल हैं। शायद दिमागी व्याधियों से पीड़ित मरीजों के सिर में ये सूराख किए जाते होंते; ताकि उनके मगज़ में बैठी बुरी आत्मा को

बाहर निकलने का रास्ता मिल जाए। इन छेदयुक्त कपालों से एक ओर जहाँ उस युग की झाड़-फूँक का अनुमान होता है; वही पाषाण युग के मनुष्यों द्वारा शल्य-चिकित्सा (चीर-फाड़ या सर्जरी) के क्षेत्र में की गई पहलकदमी का अंदाजा भी लगता है।

विकास की दृष्टि से, आदिम युग से आगे बढ़ते हुए मानव जाति ने एक के बाद एक कई मंजिलें तेजी से तय कीं। पूर्व पाषाण युग से आगे बढ़ते हुए, हजारों साल का समय बीतने पर, एक अवस्था यह आई कि जानवरों का शिकार करते और उनकी चीर-फाड़ करते हुए मनुष्य को शरीर-रचना की प्रारंभिक जानकारी हासिल हुई। पैदल पाँवों लंबी-लंबी दूरियाँ तय करते हुए प्रकृति के बारे में बहुत-सी बातें उसे ज्ञात हुईं। उँगलियों की पोरों के सहारे उसने गिनती गिनना सीखा, पहिये आविष्कार किया और मिट्टी के बर्तन बनाने व पौधे उगाने की जानकारी हासिल की। यही वह दौर था जब मनुष्य खाद्य-संग्राहक से खाद्य-उत्पादक अवस्था की ओर तेजी से बढ़ रहा था। अपनी इसी विकास-यात्रा के दौरान मनुष्य को कई ऐसी जड़ी-बूटियों की जानकारी हुई, जिनके जरिये छोटी-मोटी बीमारियों का इलाज किया जा सकता था। गीली मिट्टी के जरिए छोटी-मोटी बीमारियों का इलाज किया जा सकता था। गीली मिट्टी की पुल्टिश, मालिश और खानपान में परहेज के जरिये भी छोटी-मोटी व्याधियों का इलाज वह करने लगा। ज्यादा गंभीर मर्जों का इलाज अभी भी झाड़-फूँक, और जर्राही पद्धति से ही किया जाता था। इसी दौरान ओझा, जर्राह और वैद्य-हकीमों का महत्त्व बढ़ना शुरू हुआ। कबीलों के बीच इनकी हैसियत महत्त्वपूर्ण समझी जाने लगी।

ईसा पूर्व 7000 और 4000 के बीच दुनिया की समूची मानव जाति में तेजी से विकास हुआ। विकास के साथ-साथ रोगों की तादाद और किस्में भी तेजी से बढ़ीं। इसके बावजूद उनके इलाज की दिशा में मानव जाति ने बहुत कम प्रगति की। लेकिन ईसा पूर्व 3000 के आसपास नील और फ़रात नदियों की उपजाऊ घाटियों में, मिस्र और मैसोपोटामिया में एक ऐसी मानव-सभ्यता विकसित हुई, जिसने विकास की अनेकानेक मंजिलें बहुत तेजी से तय कीं। इसी दौरान चिकित्सा-विज्ञान के क्षेत्र में भी काफी महत्त्वपूर्ण पग्रति हुई। चिकित्सक को समाज में एक विशेष हैसियत प्रदान की गई। उसे मरीज का इलाज करने के लिए फीस दी जाने लगी। लेकिन

हाँ, अगर इलाज के दौरान मरीज की मृत्यु हो जाती तो उसे कड़ी सजा भी दी जाती थी। इसी दौरान धूम्र—चिकित्सा की शुरुआत भी हुई। इस पद्धति के अंतर्गत मरीज के मुँह और नाक के रास्ते जड़ी-बूटियों का धुआँ उसके शरीर में पहुँचाया जाता था। पशुओं के मूत्र और हड्डियों के पाउडर का इस्तेमाल भी दवा के रूप में इसी दौरान शुरू हुआ।

प्राचीन मिस्र में ही मानव शरीर-रचना का गंभीर अध्ययन भी पहले-पहल शुरू हुआ। वहाँ महत्त्वपूर्ण लोगों के मृत शरीरों को दफनाने से पहले ऐसे मसाले से लेपा जाता था कि वे लंबे समय तक सड़ने-गलने न पाएँ। शवों पर लेपन करने के दौरान, अमाशय, जिगर, तिल्ली, दिल, फेफड़े आदि, शरीर के भीतर के महत्त्वपूर्ण हिस्सों को सावधानी पूर्वक अलग करके मिट्टी के मर्तबानों में सुरक्षित कर लिया जाता था। इस तरह मानव शरीर-रचना की जानकारी प्राचीन मिस्र के लोगों को हुई। साथ ही हकीमों ने घावों को जल्दी पूरने, मरहम-पट्टी व खपची बाँधने, इधर-उधर हट गए जोड़ों को यथास्थान बिठाने आदि की कुशलताएँ भी हासिल कीं। कई महत्त्वपूर्ण दवाइयों का पता भी वहाँ लगाया गया।

चिकित्सा के क्षेत्र में प्राचीन मिस्र के लोगों ने यह महत्त्वपूर्ण प्रगति तो की, लेकिन जादुई टोने-टोटकों का महत्त्व पहले जैसे ही बना रहा। दरअसल टोने-टोटके सस्ते होते थे और व्यावहारिक इलाज महंगा। लिहाजा गरीब लोग टोने-टोटकों पर ज्यादा निर्भर रहते थे। जबकि अमीर और धनी-मानी लोग वैद्य-हकीमों से अपना इलाज कराते थे। ओझा लोग बुरी आत्माओं से मरीज को छुटकारा दिलाने के लिए साँड़ के खून, साँप की चर्बी और मनुष्यों के मल-मूत्र का इस्तेमाल करते थे।

प्राचीन मिस्र के लोगों ने उसी दौरान लिखना-पढ़ना सीख लिया था और कागज के रूप में पेपिरस का इस्तेमाल भी वे करने लगे थे। लिहाजा अपनी नई खोजों और इलाज के नए तरीकों को, आने वाली पीढ़ियों के लिए कलमबंद करना भी वे नहीं भूले।

जिस दौरान मिस्र में यह सब हो रहा था, आज के इराक में सुमेरी सभ्यता और ह्वांग-हो नदी की घाटी में प्राचीन चीनी संस्कृति विकसित हो रही थी, ठीक उसी दौरान भारत में सिंधु नदी की घाटी में हड़प्पा संस्कृति फल-फूल रही थी। पुरातात्त्विक खुदाई के जरिये हड़प्पा संस्कृति के जिन

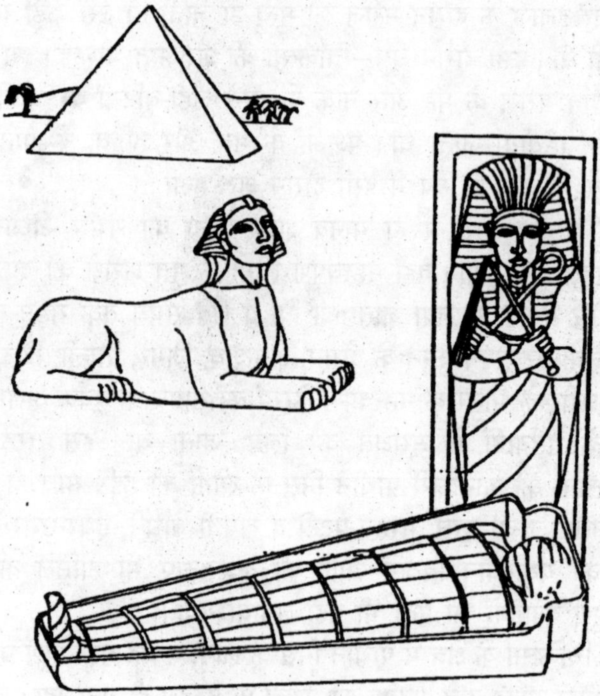

प्राचीन मिस्र में मानव शरीर-रचना का अध्ययन पहले-पहल हुआ।

स्थानों का पता चला है, उनके नाम हैं—सिंधु नदी के तट पर बसा मोहेंजो-दड़ो नगर, मांटगुमरी के नजदीक का हड़प्पा नगर (अब दोनों पाकिस्तान में हैं), पंजाब में रोपड़, गुजरात में लोथल और राजस्थान में कालीबंगा आदि। हड़प्पा संस्कृति समूचे सिंध और बलूचिस्तान (अब पाकिस्तान का प्रांत) में समूचे पंजाब, हरियाणा, पश्चिमी उत्तर प्रदेश, जम्मू, उत्तरी राजस्थान, गुजरात और उत्तरी महाराष्ट्र तक फैली हुई थी। हड़प्पा संस्कृति के अध्ययन से हमें बखूबी पता चलता है कि उसका स्थान दुनिया की प्रारंभिक महान सभ्यताओं में किसी मायने में कम नहीं था।

उसी दौरान इज़रायल में भी, चिकित्सा विज्ञान के क्षेत्र में, कुछ महत्त्वपूर्ण काम हुए। उधर चीन में भी 2800 ई. पू. के आसपास चिकित्सा विज्ञान संबंधी कई चमत्कार हुए। 'एक्यूपंक्चर' उन्हीं में से एक है। इस

पद्धति के अंतर्गत शरीर के विभिन्न हिस्सों को, खास तरह की बेहद तेज़ सुइयों से छेद कर, इलाज किया जाता है। हालाँकि आधुनिक पाश्चात्य चिकित्सा विज्ञान ने 'एक्यूपंक्चर' को अभी तक मान्यता नहीं दी है, लेकिन कई असाध्य मर्ज इस पद्धति के जरिये जिस सफलता के साथ ठीक किए गए हैं, उससे यूरोप और अमेरिका में भी इसकी माँग दिनोंदिन बढ़ती जा रही है। चीन में लगभग दो हजार देसी दवाओं की खोज भी उसी दौरान की गई।

1500ईसा पूर्व के आसपास जब आर्यों का भारत में आगमन हुआ तक तक हड़प्पा संस्कृति नष्ट हो चुकी थी। यह कैसे हुआ, इसका ठीक-ठीक अनुमान कर पाना संभव नहीं है। हो सकता है कि लगातार आने वाली बाढ़ों से वे नगर नष्ट हो गए हों, अथवा महामारी जैसे किसी भयंकर रोग के प्रकोप से वहाँ की सारी आबादी नष्ट हो गई हो। किसी बाहरी आक्रमण से भी हड़प्पा संस्कृति का पतन संभव है।

आर्यों के आगमन के साथ भारत में एक ऐसी आर्य भाषा का प्रचलन हुआ, जो वैदिक संस्कृत भाषा का आधार बनी। इसी युग में हमारे चारों वेदों—ऋग्वेद, यजुर्वेद, सामवेद और अथर्ववेद—की रचना हुई। ये चारों वेद वैदिक संस्कृत भाषा में हैं। इनमें से अथर्ववेद का मूल विषय चिकित्सा शास्त्र है। हमारे लिखित साहित्य में अथर्ववेद ही ऐसा पहला ग्रंथ है, जिससे भारत की प्राचीन चिकित्सा पद्धति का परिचय प्राप्त किया जा सकता है। 'आयुर्वेद' नामक हमारी भारतीय चिकित्सा पद्धति का जन्म ई. पू. 2000 से ई. पू. 1000 के बीच माना जाता है। इसके आविष्कारक आत्रेय ऋषि और देवता भगवान धंवंतरि थे। रामायण और महाभारत की रचना भी आगे चलकर इसी युग में हुई। इन अमर रचनाओं में वर्णित विभिन्न प्रसंगों से भी इस बात का अनुमान होता है कि तब तक हमारे यहाँ चिकित्सा विज्ञान का काफी विकास हो चुका था। उदाहरणार्थ लक्ष्मण की मूर्च्छा समाप्त करने के लिए सुषेण वैद्य द्वारा संजीवनी बूटी का प्रयोग, अथवा भीष्म का घायल अवस्था में भी शरशय्या पर छह मास तक जीवित रहना। अगर किसी विशेष चिकित्सा—विधि की जानकारी न रही होती तो बाणों से छिदा पड़ा भीष्म का शरीर विषाक्त हुए बिना न रहता और घाव बुरी तरह पक जाते। इसके अलावा वेदों में देवताओं के चिकित्सक अश्विनीकुमारों की स्तुति की गई है। इससे भी वैदिक युग की भारतीय चिकित्सा पद्धति का अनुमान किया जा सकता।

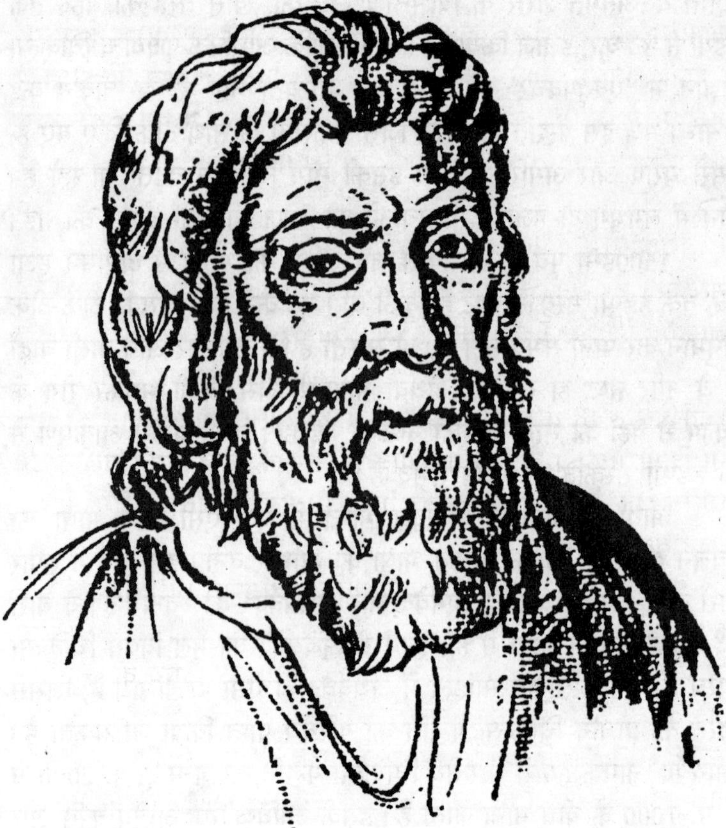

हिपोक्रेट्स

मिस्र के लोगों ने चिकित्सा संबंधी जो ज्ञान अब तक हासिल किया था, छह सौ ईसा पूर्व के आसपास यूनान वालों को उसकी जानकारी होनी शुरू हुई। और इस तरह अगले कई सौ सालों तक यूनान में चिकित्सा विज्ञान का विकास होता रहा।

प्राचीन ग्रंथों से पता चलता है कि यूनानी योद्धाओं को, युद्ध के दौरान अपने शरीर में लगे बाणों को निकालना, खून को बहने से रोकना आता था। जख्मों को ठीक करने की औषधियाँ भी उन्हें पता थीं। लेकिन जख्मों में जहर फैलने अर्थात् इंफैक्शन से बचाने का कोई तरीका संभवतः

उन्हें नहीं मालूम था। यूनानी चिकित्सा विज्ञान में सबसे महत्त्वपूर्ण योगदान पिथागोरस, हिपाक्रेट्स, सुकरात, प्लेटो और अरस्तू आदि गणितज्ञ व दार्शनिकों का माना जाता है। विज्ञान और चिकित्सा विज्ञान के विकास की दिशा में उन्होंने काफी काम किया था। लेकिन चिकित्सा के क्षेत्र में यूनान की सबसे महत्त्वपूर्ण उपलब्धि मरीज को देखकर रोग को पहचानने तथा उसके कारणों का पता लगाने की थी।

यूनान के प्राचीन चिकित्सकों में सबसे उल्लेखनीय हिपोक्रेट्स को माना जाता है। अकसर उसका स्मरण दुनिया भर के चिकित्सक, चिकित्सा विज्ञान के जनक के रूप में करते हैं। जब भी कोई व्यक्ति डॉक्टरी की पढ़ाई पूरी करके डिग्री हासिल करता है। तो उसे जो शपथ दिलाई जाती है, उसे 'हिपोक्रेटिक ओथ' कहते हैं। एक चिकित्सक के लिए, मानव-जाति की सेवा बिना किसी भेदभाव के निःस्वार्थ भाव से करने के जो नियम हिपोक्रेट्स ने निर्धारित किए थे, आज भी उन्हें चिकित्सा विज्ञान की अचार संहिता के रूप में मान्यता मिली हुई है।

हिपोक्रेट्स का जन्म 400 ईसा पूर्व के आसपास एशिया माइनर के एक तटवर्ती टापू में हुआ था। उसने चिकित्सा विज्ञान की शिक्षा के लिए एथेंस तथा कई अन्य जगहों पर स्कूल खोले तथा इस विषय की बहुत-सी पुस्तकें लिखीं। उसका मानना था कि बीमारियाँ किसी दैवी प्रकोप से नहीं बल्कि, हमारे रहन-सहन की कमियों की वजह से स्वाभाविक रूप में जन्म लेती हैं। वह बीमारियों के इलाज के लिए व्यायाम, मालिश, नमकीन पानी के स्नान, पथ्य और उचित दवाओं के प्रयोग को आवश्यक मानता था। हिपोक्रेट्स ने एक ओर जहाँ न्यूमोनिया, प्लूरिसी, क्षय या टी. बी. तथा मलेरिया जैसे रोगों की पहचान की, वहीं आधुनिक चिकित्सा विज्ञान में प्रचलित अनेकानेक पारिभाषिक शब्द भी उसी के दिए हुए हैं।

ईसा पूर्व 300 के आसपास रोमन सेनाओं ने भूमध्य सागर के आसपास के इलाके, यूनान, एशिया माइनर, सीरिया, जूडिया तथा मिस्र को फतह कर लिया। फतह के नशे में पहले तो वे चिकित्सा के पेशे को अछूत जैसा मानते रहे और दासों व यूनानी डॉक्टरों तक ही इसे सीमित रखा, लेकिन बाद में उन्हें समझ आई। तब उन्होंने औषधि विज्ञान और चीर-फाड़ की दिशा में काफी महत्त्वपूर्ण मंजिलें तय कीं। पोंपेई के खंडहरों में चीर-फाड़

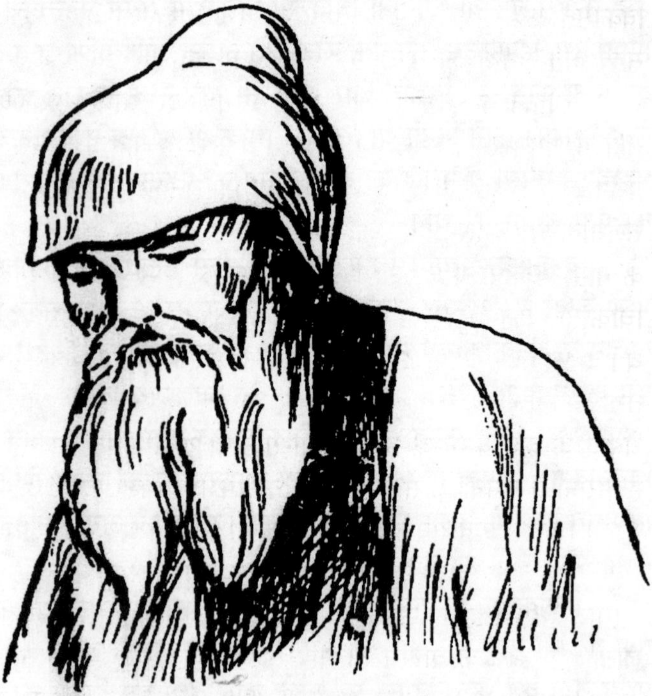

औषधि विज्ञान के जनक 'चरक'

संबंधी कई ऐसे उपकरण मिले हैं, जो डॉक्टरी के आधुनिक उपकरणों से काफी मिलते-जुलते हैं।

चिकित्सा विज्ञान के विकास में रोमनों का सबसे महत्त्वपूर्ण योगदान सार्वजनिक चिकित्सा प्रणाली का जन्म माना जाना चाहिए। दुनिया के सबसे पहले अस्पताल रोमनों ने ही शुरू किए। बाजार में बिकने वाली खाद्य-वस्तुओं की जाँच के लिए इंस्पेक्टर नियुक्त किए गये और नागरिकों के दैनिक व्यवहार हेतु साफ-स्वच्छ पानी की सप्लाई भी सबसे पहले रोमनों ने ही शुरू की। फ्लश व सीवर के शौचालय, कुएँ व फौवारे भी रोमनों की ही देन हैं।

रोमनों के पास शल्य- चिकित्सा के लगभग दो सौ औजार थे। उन्होंने प्लास्टिक सर्जरी को जन्म दिया और ऑपरेशन के दौरान मरीज को कम से कम दर्द हो, इसके लिए एक प्रकार का निश्चेतक या 'एनिस्थेटिक' भी

विकसित कर लिया था। पुराने और खराब दाँतों को बदल कर नए और सच्चे दाँत लगाने की कला भी उन्हें आती थी।

लेकिन यह सब कुछ ज्यादा दिनों नहीं चल पाया। ईसा की पाँचवीं सदी में रोमन साम्राज्य के पतन के साथ सभ्यता का केंद्र खिसककर पूर्वी यूरोप की ओर आ गया। वहाँ अभी भी यूनानी परंपराएँ जीवित थीं। राजधानी अब बदलकर बाइज़ेंतियम में आ गई थी, जिसे बाद में कांस्टेंटिनोपल के नाम से जाना गया। आज उसे इस्तंबुल के नाम से हम जानते हैं। वहाँ चिकित्सा विज्ञान की प्रगति बहुत धीमी थी। वहाँ के मुख्य बाशिंदे मुसलमान थे। वे अरबी में तर्जुमा की हुई हिपोक्रेटस की किताबों से ही किसी न किसी तरह अपना काम चला रहे थे। इधर इंग्लैंड में, ईसा की चौथी सदी में, रोमनों के कूच करने के बाद, एंग्लो-सैक्सनों की हुकूमत आ गई। इन नये हुक्मरानों ने रोमनों के सारे किए-धरे को मिट्टी में मिला दिया, और इस तरह यूरोपी चिकित्सा विज्ञान का स्वर्णयुग जल्दी ही अंधे युग में तब्दील हो गया।

भारतीय चिकित्सा शास्त्र में चरक और सुश्रुत नाम के दो महान आचार्य हुए हैं। इनका समय ई. पू. तीसरी सदी से पहले सदी के बीच माना जाता है। चरक के बारे में तो यहाँ तक उल्लेख हुआ है कि वह सुश्रुत के शिष्य थे और ईसा की पहली सदी के कुषाण वंश के शासक कनिष्क के दरबार में राजवैद्य के रूप में प्रतिष्ठित थे। भारतीय चिकित्साशास्त्र में सुश्रुत की महत्ता जहाँ प्रथम शल्य शास्त्री अर्थात् पहले 'सर्जन' के रूप में है, वहीं चरक को औषधि विज्ञान के जनक के रूप में जाना जाता है।

सन् 1890 में, भोजपत्र पर ब्राह्मी लिपि में लिखी गुप्त शासकों के समय (ईसा की चौथी सदी) की एक दुर्लभ पांडुलिपि का पता चला था। 'बाबर मैनुस्क्रिप्ट' के नाम से प्रसिद्ध उस ग्रंथ से भारतीय चिकित्सा शास्त्र की प्राचीनता और उसके विकास का पता लगाया जा सकता है। उस ग्रंथ की भाषा बौद्ध संस्कृत है, जिसे प्राकृत के पुट वाली साधारण संस्कृत भी कहा जा सकता है। इस महाग्रंथ में भारतीय चिकित्सा संबंधी सात ग्रंथ संग्रहित है। उनमें से पहला लहसुन की विशेषताओं के बारे में है और दूसरे में हजार वर्ष जीने के नुस्खे बताए गए हैं और नेत्रों की चिकित्सा पर प्रकाश डाला गया है। तीसरे ग्रंथ में मुँह से खाने और बाहरी तौर पर लगाने वाली औषधियों का जिक्र है तथा सोलह खंडों वाले 'नवनीतक' नामक ग्रंथ में

बच्चों की बीमारियों, शक्तिवर्धक और पुरुषत्व-रक्षा की औषधियों तथा अनेकानेक चूर्णों व तेलों का वर्णन है। ऐसे ही एक अन्य संस्कृत ग्रंथ के मूल रूप और ईरानी अनुवाद की जानकारी हेन्ले के विवरणों से भी मिलती है।

यहाँ यह जान लेना उपयोगी होगा कि सन् 531 से 579 के दौरान ईरान के सासानी शासक अनुशीखां खुसरों के शासन काल में वहाँ का एक हकीम भारत आया था और उसने भारतीय चिकित्सा शास्त्र का अध्ययन किया था। इसके अलावा, महमूद गज़नवी के वक्त, खुरासन का इब्नेसिना भी भारत आया था। वह यूनानी और भारतीय, दोनों चिकित्सा पद्धतियों का विद्वान था। यूरोप में अविचेन्ना नाम से उसने शोहरत पाई और भारतीय चिकित्सा पद्धति का यूरोप में प्रचार करने में उसने महत्त्वपूर्ण भूमिका अदा की। उसने चिकित्सा संबंधी लगभग सौ पुस्तकें लिखीं, जिनमें से 'अलूहावी' का 'मेटीरिया मेडिका' नाम से लैटिन भाषा में अनुवाद भी हुआ। यही नहीं, वह पुस्तक इब्नेसिना की मृत्यु के सात सौ साल बाद तक यूरोप में डॉक्टरी की एकमात्र पाठ्य-पुस्तक के रूप में पढ़ाई जाती रही।

फारस के इब्नेसिना के बाद, 8वीं-9वीं सदी के दौरान अरब का खलीफा हारूं-अलू-रशीद भी भारतीय चिकित्सा पद्धति की ओर बड़े ही मुग्ध भाव से आकृष्ट हुआ। कहा जाता है कि एक बार खलीफा हारूं-अलू-रशीद इतने गंभीर रूप में बीमार पड़ कि अरब के सारे हकीमों ने जवाब दे दिया। तब भारत से मंख नाम का एक वैद्य, जो शायद कश्मीर के आसपास का रहने वाला था, बगदाद ले जाया गया । खलीफा, मंख के इलाज से अच्छा हो गया। इससे एक ओर जहाँ उसने खुश होकर मंख को अपना शाही हकीम नियुक्त कर दिया, वहीं दूसरी ओर उसने चरक संहिता, सुश्रुत संहिता, अष्टांग हृदय आदि भारतीय चिकित्सा शास्त्र के अनेक प्राचीन ग्रंथों का तर्जुमा भी अरबी में कराया।

सन् 1450 में गुटेनबर्ग ने छापाखाना का अविष्कार किया। इससे सस्ती कीमत में काफी किताबें छापना आसान हो गया। इससे भी ज्ञान-विज्ञान, खासकर चिकित्सा विज्ञान, के विकास में काफी मदद मिली।

इस सबके बावजूद शल्य चिकित्सा के क्षेत्र में अभी भी प्रगति और विकास के लक्षण नहीं दिखाई पड़े। डॉक्टरों को तो समाज में सम्मानित माना जाता था। वे उच्च शिक्षा पाए हुए भी होते थे। लेकिन चीर-फाड़ करने

वाले 'सर्जनों' को भेदभावपूर्ण दृष्टि से देखा जाता था। उन्हें अछूत समझा जाता था। इसीलिए शल्य-चिकित्सा काफी पिछड़ी हुई और उपेक्षित भी थी। यह कम आश्चर्य की बात नहीं है कि मानव शरीर रचना के अध्ययन की पहली ईमानदार और वास्तविक कोशिश सन् 1400 से 1700 के बीच माइकेलएंजिलो रफाएल व लियोनार्दो दा विंची जैसे शिल्पकारों वे कलाकारों ने की। लिनयोनार्दो दा विंची ने तो मानव शरीर का यथार्थ अध्ययन करने के लिए तीस से ऊपर शवों की खुद चीरफाड़ भी की और शरीर के भीतर के हिस्सों के, शरीर के भीतर वे जिस प्रकार रहते हैं, सबसे पहले प्रामाणिक चित्र भी बनाए। फिर भी चिकित्सा विज्ञान के अध्ययन में शरीर रचना के अध्ययन को महत्त्व दिलाने का श्रेय ब्रुसेल्स के एक डॉक्टर ऐंड्रीज वेसैलियस को जाता है। उस जमाने में अपराधियों और लुटेरों को खुली सड़कों पर फाँसी दे दी जाती थी और शवों को लावारिस छोड़ दिया जाता था। वेसैलियस उन शवों को चुराकर अपने घर ले जाता था और चीरफाड़ करके उनका अध्ययन किया करता था। इस तरह अर्जित अपने ज्ञान के बल पर उसने पेरिस से डॉक्टरी की ट्रेनिंग प्राप्त की और बाद में इटली की पदुआ यूनिवर्रिटी में एनाटॉमी (शरीर रचना) का प्रोफेसर नियुक्त हुआ। सन् 1543 में उसने मानव शरीर के काम करने के तरीके पर एक सचित्र किताब भी तैयार की।

आधुनिक चिकित्सा विज्ञान की दिशा में दूसरी महत्त्वपूर्ण उगलब्धि रान् 1627 में विलियम हार्वे नाम के एक अंग्रेज डॉक्टर ने हासिल की। उसने जानवरों और मानव शरीरों पर अनेकानेक प्रयोग करके यह पता लगाया कि हृदय एक पम्प की तरह शरीर के सारे हिस्सों को खून किस तरह भेजता है और किस तरह उन सबसे अशुद्ध खून को अपने अंदर खींच कर शुद्ध करता है।

इसी दौरान सन् 1770 में एडवर्ड जेनर नाम के एक अंग्रेज डॉक्टर का ध्यान चेचक की भयंकरता की ओर गया। उसने लोगों से सुना रखा था कि जिन ग्वालों या दूधियों को एक बार गो-चेचक या 'काउपॉक्स' हो जाती है उसे चेचक कभी नहीं होती। जेनर ने इस देहाती विश्वास पर गंभीरतापूर्वक विचार किया। उसे इसमें काफी दम नजर आया। तब उसने एक खतरनाक प्रयोग किया। जेनर को एक ऐसी ग्वालिन दिखाई गई, जिसके हाथों पर गोचेचक के फफोले थे। यह मर्ज गायों तथा दूसरे दुधारु पशुओं के संपर्क

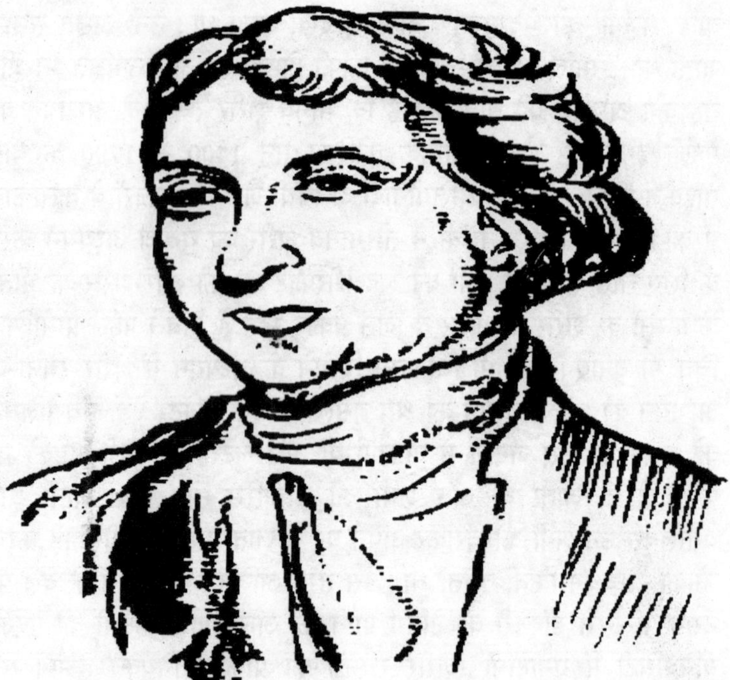

एडवर्ड जेनर ने चेचक के टीके की खोज की

से होता था। दो तीन फफोले पड़ते थे और आसानी से ठीक हो जाते थे। अगले को पता भी नहीं चलता था कि वह बीमार हुआ था। जेनर ने उस ग्वालिन के हाथ के फफोलों में से एक फफोले के पस में सुई डुबोकर जेम्स फिप्स नाम के एक और ग्वाला बच्चे के हाथ में उसका टीका लगा दिया। फिप्स को उससे पहले न तो गो चेचक हुई थी, न ही चेचक। टीके के परिणामस्वरूप फिप्स के हाथ की उस जगह गो चेचक का एक फफोला पड़ा और एक डेढ़ महीने में अपने आप ठीक हो गया। अब जेनर ने असली चेचक के फफोले के पस में डुबोई सुई से फिप्स को एक टीका लगाया। हैरत की बात कि इस बार फिप्स को चेचक नहीं हुई। यह सन् 1796 की बात है। दो साल बाद, पूरी तरह आश्वस्त हो लेने के लिए जेनर ने अपना यही प्रयोग एक और बच्चे पर दुहराया। दोबारा भी वही परिणाम निकला।

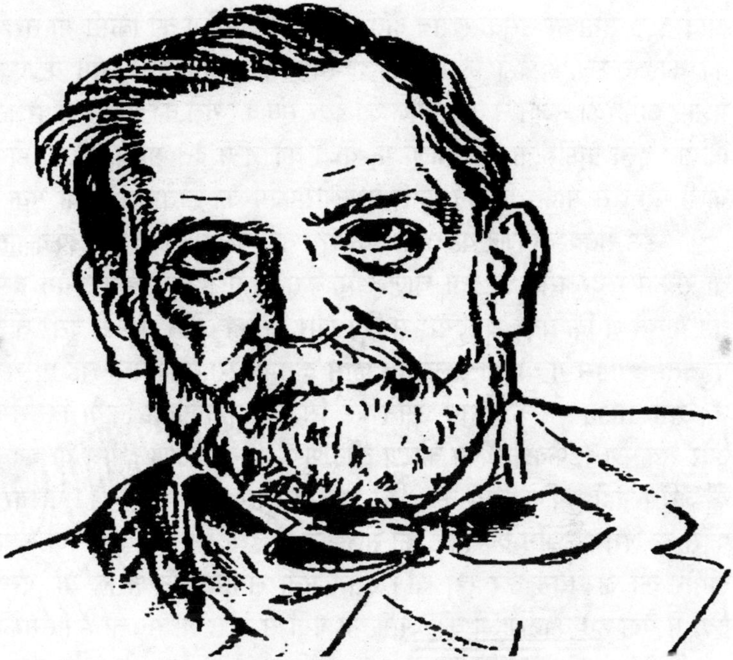

फ्रांस के रसायनशास्त्री लुई पास्चर

अब डा. एडवर्ड जेनर इस निष्कर्ष पर पहुँचा कि जिस किसी बच्चे को पहले चेचक न हुई हो, उसे अगर गो चेचक के पस का टीका लगा दिया जाए तो फिर उसे चेचक कभी न होगी।

इस तरह चेचक की रोकथाम के लिए एडवर्ड जेनर ने चेचक के टीके की खोज की, जो चिकित्सा विज्ञान के इतिहास में मील के पत्थर के रूप में स्वीकार किया गया। बाद में जेनर के सुझाए इसी रास्ते से अन्य असाध्य रोगों के टीके भी तैयार किए गए।

सन् 1799 में हम्फ्री डेवी नाम के एक अंग्रेज वैज्ञानिक ने पता लगाया कि नाइट्रस ऑक्साइड (जिसे हँसाने वाली गैस भी कहते हैं) गैस अगर किसी व्यक्ति को सुँघा दी जाए तो वह कुछ देर के लिए बेहोश हो जाएगा और उसे किसी भी तरह की पीड़ा महसूस नहीं होगी। इसके चालीस साल बाद माइकेल फैराडे ने 'ईथर' के प्रयोग का भी यही असर देखा। नतीजतन सन् 1844 में दाँतों के दो डॉक्टरों ने एक मरीज को नाइट्रस

आक्साइड सुँघाकर उसके खराब दाँत उखाड़े और मरीज को किसी भी तरही की कोई तकलीफ नहीं हुई। ठीक दो साल बाद जॉन बैरेन नाम के एक मशहूर अमेरिकी सर्जन ने एक मरीज को ईथर सुंघाकर गले का सफल ऑपरेशन किया। इसी प्रकार बाद के सालों में, बच्चें को जन्म देते समय माँ को होने वाली पीड़ा से मुक्ति दिलाने के लिए क्लोरोफार्म का इस्तेमाल किया गया।

इस सबके बावजूद यह अभी तक पता नहीं चल पाया था कि 'इंफेक्शन' या संक्रमण दरअसल है क्या चीज और कैसे होता है। ज्यादातर लोग बस यह मानते थे कि बदबू या दुर्गंध से रोग और उसका असर एक से दूसरे तक पहुँचता है। इस गुत्थी को सुलझाया फ्रांस के एक रसायनशास्त्री लुई पास्चर ने। सन् 1856-57 के दौरान उसने यह सिद्धांत प्रतिपादित किया कि रोग और संक्रमण (इंफैक्शन) का कारण कीटाणु हैं और कीटाणु दुर्गंधि या बदबू के जरिए नहीं, बल्कि वायु के जरिये एक से दूसरे तक पहुँचते हैं। पास्चर, फ्रांस के शराब-उद्योग के संकट को सुलझाने के इरादे से, शराब में पैदा हुआ खमीर का अध्ययन कर रहा था। उसने पता लगाया कि शराब या अन्य द्रवों में पैदा हुए कीटाणुओं को, आग की गर्मी से मारा जा सकता है। उसकी इस विधि को विज्ञान की दुनिया में 'पास्चरीकरण' के नाम से जाना गया।

लुई पास्चर ने माईक्रोस्कोप की मदद से यह भी पता लगाया था कि अलग-अलग किस्म के कीटाणु अलग-अलग किस्म के रोगों को जन्म देते हैं। उसने अपनी प्रयोगशाला में कीटाणुओं को जीवित बनाए रखने तथा नए कीटाणु पैदा करने की विधि भी खोज निकाली थी। इस बनावटी कीटाणुओं को आज 'कल्चर' या संवर्धित कीटाणु के नाम से जाना जाता है।

मुर्गी के चूजों की एक बीमारी का अध्ययन करते हुए, पास्चर ने एक और खोज की। उसने देखा कि अगर एक चूजे के शरीर में उस रोग का एक बासी 'कल्चर' सुई के जरिये पहुँचा दिया जाए तो उसी रोग का एक ताजा और जीवित कीटाणु उस चूजे के शरीर में पेवस्त कराने के बाद भी उस रोग का असर चूजे पर नहीं होगा। टीका लगाने की हमारी समूची प्रणाली पास्चर के इसी प्रयोग से विकसित हुई है।

आधुनिक चिकित्सा विज्ञान के विकास में एक बड़ा नाम फ्लोरेंस नाइटिंगेल का भी माना जाता है। वह एक नर्स थी और 1854 की क्रीमिया के युद्ध के दौरान उसे 'दि लेडी विद दि लैम्प' के नाम से शोहरत मिली।

जोसेफ लिस्टर एक शल्य चिकित्सक का ध्यान लुई पास्चर की इस खोज की ओर गया कि कीटाणु लगभग हर वस्तु के आसपास और उसके ऊपर मौजूद रहते हैं। लिस्टर को लगा कि हो न हो, जख्मों में संक्रमण और अनेकानेक ऑपरेशनों की असफलता का कारण ये कीटाणु ही हों। तब उसने तय किया कि ऑपरेशन से पूर्व, उससे संबंधित प्रत्येक वस्तु, अर्थात् रोगी की त्वचा, चीरफाड़ करने वाले के हाथ, औजार, टाँके लगाने का धागा तथा फुरहरी आदि, को साफ और विसंक्रमित (Sterilised) कर लिया जाना चाहिए। बस, उसी समय से लिस्टर की इस हिदायत पर अमल किया जाने लगा। इसके बावजूद सर्जन अभी भी अपने सामान्य कपड़ों में ही ऑपरेशन करते थे। कुछ समय बाद यह नियम बना दिया गया कि ऑपरेशन से पहले शल्य-चिकित्सकों को एक विशेष प्रकार का गाउन पहनना होगा और मुँह पर 'मास्क' या नकाब पहननी होगी। 1890 के आसपास रबर के दस्ताने पहनना भी अनिवार्य कर दिया गया।

शल्य-चिकित्सा के क्षेत्र में ये जो विकास हुए, इनके परिणामस्वरूप शल्य-चिकित्सा की संभावनाएँ भी तेजी से बढ़ीं। पहले सिर्फ साधारण किस्म के ऑपरेशन ही किए जाते थे, धीरे-धीरे अधिक गंभीर किस्म के आंतरिक ऑपरेशनों का सिलसिला भी चल निकला। यहाँ तक कि मनुष्य के मस्तिष्क का ऑपरेशन भी शल्य-चिकित्सक सफलतापूर्वक करने लगे। रुधिर-आधात (ब्लड-ट्रांसफ्यूज़न) का तरीका विकसित हो गया। आदि-आदि। अब तो यह स्थिति है कि शल्य-चिकित्सा अपने विकसिततम रूप में मानव जाति की सेवा कर रही है और आधुनिक चिकित्सा विज्ञान का अविभाज्य अंग बनी हुई है।

पिछली सदी के लगभग उसी दौर में जर्मन वैज्ञानिक रोएंटजन ने चिकित्सा विज्ञान संबंधी एक युगांतरकारी प्रयोग किया। काँच की एक मुँह-बंद निर्वातित (जिसकी सारी हवा निकाल दी गई हो) नली में उसने बिजली का करेंट पास किया। परिणामस्वरूप शीशे की उस नली में कैथोड किरणें पैदा हुईं और नली चमकदार रोशनी से भर उठी। इस प्रयोग से रोएंटजन इस नतीजे पर पहुँचे कि यह अदृश्य किरण काफी मोटी वस्तु में से होकर भी गुजर सकती है। अपना हाथ उस उपकरण के सामने ले जाने पर उन्होंने देखा कि वे किरणें मांस के भीतर होकर एक स्क्रीन पर हड्डियों की प्रतिच्छाया बना रही हैं। चूँकि उन्हें उन किरणों के बारे में कुछ भी अता-पता

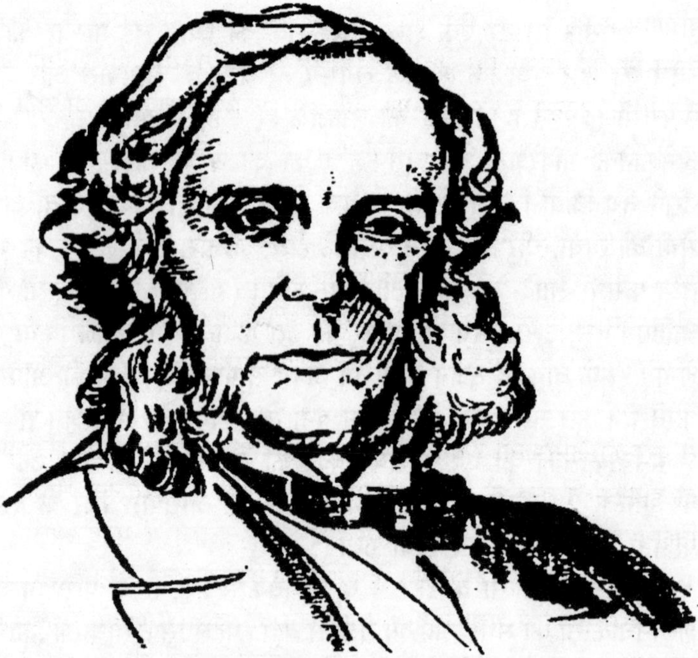

शल्य चिकित्सक जोसेफ लिस्टर

नहीं था, अतः उन्होंने उन्हें 'एक्स-रेज़' अथवा एक्स किरणों के नाम से पुकारा। यही एक्स-किरणें आगे चलकर मानव शरीर के भीतर की गड़बड़ियों का पता लगाने में बेहद उपयोगी सिद्ध हुईं।

आज चिकित्सा विज्ञान में 'एक्स-रे' का जो महत्त्व है उसके बारे में ज्यादा कुछ कहने की जरूरत नहीं है। कैंसर जैसी अब तक की सबसे भयानक और असाध्य बीमारी से निबटने में उनका उपयोग होता है। लेकिन रोएंटजन ने जिन 'एक्स किरणों' का पता लगाया उन्हें चिकित्सा विज्ञान की पेचीदा चुनौतियों का सामना करने के लिए और अधिक परिष्कृत व विकसित किया जाना जरूरी था। यह महा अभियान, रेडियम और उसके रेडियोधर्मी गुणों का पता लगाकर, पूरा किया महान वैज्ञानिक दंपति मैडम मैरी और प्रोफेसर पियरी क्यूरी ने। क्यूरी दम्पति इस अभियान में अपने जीवन तक की बाजी लगाने में पीछे नहीं हिचके। उनके अपूर्व त्याग का ही

परिणाम है कि आज सबसे भयानक और सबसे खतरनाक रोगों के इलाज में एक्स-किरणें अपनी प्रभावी भूमिका निभा रही हैं। रेडियम और रेडियोधर्मिता संबंधी अपनी खोज क्यूरी दंपति ने जब पूरी की, तब तक 19 वीं सदी बीत चुकी थी और 20वीं सदी की दहलीज पर हमारी दुनिया खड़ी थी। इस खोज के लिए उन दोनों को 1903 में भौतिकी का नोबेल पुरस्कार भी प्रदान किया गया था।

कई मर्ज ऐसे हैं जो कीटाणुओं की वजह से या इंफैक्शन से नहीं, बल्कि हमारे भोजन में कुछ विशेष तत्त्वों की कमी के कारण होते हैं। इंग्लैंड के सर एफ. जी. हाप्किंस ने 1912 में विटामिनों की खोज करके काफी महत्त्वपूर्ण काम किया। अब भोजन में उन विशिष्ट तत्त्वों की कमी विटामिनों से पूरी की जाने लगी इस तरह 1921 में कनाडा के बैंटिंग और वेस्ट नामक दो डॉक्टरों ने कुत्ते के पेट के पास की एक ग्रंथि से 'इंसुलिन' नामक एक विशेष तत्त्व की खोज की, जिससे मधुमेह के इलाज में मदद मिली। सन् 1928 में डॉ. अलेक्जेंडर फ्लेमिंग ने पेनसिलिन की खोज करके चिकित्सा-विज्ञान के क्षेत्र में तहलका मचा दिया। पेनसिलिन की खोज से जख्मों में होने वाले इंफैक्शन को रोकने में मदद मिली। पेनसिलिन के बाद स्ट्रेप्टोमाइसिन आदि अनेकानेक संक्रमण-रोधी दवाएँ खोजी गईं, जिन्हें हम एंटीबायोटिक्स के नाम से जानते हैं।

इसी तरह शल्य-चिकित्सा के क्षेत्र में कई नये चमत्कार हुए। पिछले दो विश्व युद्धों के दौरान प्लास्टिक सर्जरी के क्षेत्र में नई तकनीकें विकसित हुईं और एक जगह की त्वचा, हड्डी या मांसपेशी को शरीर के दूसरे हिस्सों में प्रतिरोपित करने में शल्य चिकित्सकों ने सफलता पाई। जो काम अभी तक शरीर के विभिन्न अंग करते आ रहे थे, उन अंगों के काम करना छोड़ देने पर उनके काम मशीनों से लिए जाने लगे। मानव-शरीर के विभिन्न अंगों को अदला-बदली भी आज की अतिविकसित शल्य चिकित्सा ने संभव बना दी है तथा कई अंगों के बेकार हो जाने पर उनकी जगह बनावटी अंग लगा दिए जाते हैं। बनावटी किडनी इसकी एक दिलचस्प मिसाल है। एक ऐसी मशीन भी विकसित कर ली गई है, जो हृदय का आपरेशन करने के दौरान हृदय और फेफड़ों का काम करती रहे। बिलकुल हाल के सालों में, तत्काल मरे व्यक्ति के कुछ विशेष अंग निकालकर दूसरे जीवित व्यक्ति के

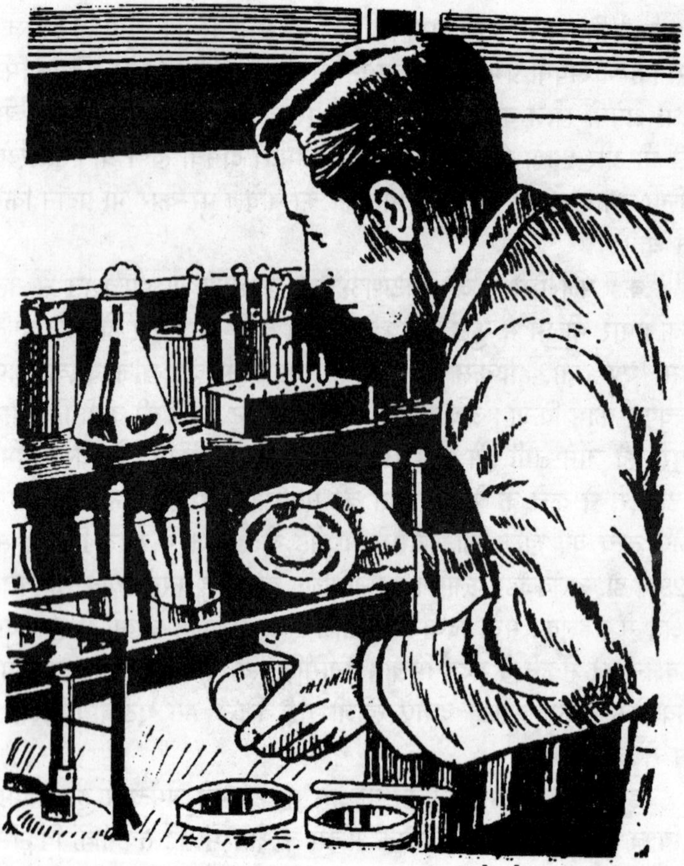

अलेक्जेंडर फ्लेमिंग

उन्हीं खराब अंगों की जगह लगाने में भी कामयाबी मिली है। इस विधि से अब कुछ खास तरह के अंधेपन को दूर किया जा सकता है। शल्य-चिकित्सा की अगली महत्त्वपूर्ण मंजिल है सफलतापूर्वक हृदय का प्रतिरोपण । इस दिशा में प्रारंभिक सफलताएँ पा ली गई हैं, और आगे के प्रयास जारी हैं। जरा कल्पना कीजिए उस जमाने की, जब रोगों के बारे में मनुष्य अंधविश्वासों का शिकार था और फिर नजर दौड़ाइए आज की इन सफलताओं पर !

आज दुनिया में मुख्य रूप से चार चिकित्सा-पद्धतियाँ व्यवहार में लाई जाती हैं— आयुर्वेद, चीनी, एलोपैथी और होम्योपैथी। हमारी भारतीय

चिकित्सा-पद्धति 'आयुर्वेद' का मुख्य आधार मनुष्य के शरीर में निहित तीन विकार 'वात, पित्त और कफ' हैं। इन्हीं के आधार पर मानव शरीर का सारा कामकाज चलता है और जब इनका संतुलन बिगड़ता है, तो मनुष्य बीमार पड़ता है। अतः भारतीय चिकित्सा-पद्धति इन्हीं तीनों के विशद अध्ययन पर आधारित है। चीनी चिकित्सा पद्धति आयुर्वेद के बाद ही होते हुए भी दो-ढाई हजार साल पुरानी है और आज भी पूरी दुनिया में लोकप्रिय है। **'अक्यूपंक्चर'** इसी का करिश्मा है। एलोपैथी के जन्म और विकास का श्रेय ठीक-ठीक किसी प्राचीन पद्धति को नहीं दिया जा सकता। फिर भी यूनानी चिकित्सक हिपोक्रेट्स को इसका जनक माना जाता है। 'होम्योपैथी' का आविष्कार पिछली सदी में जर्मन चिकित्सक डा. हेनिमन ने किया था। इसमें रोग के लक्षणों के समान असर करने वाली दवाओं से रोग का इलाज किया जाता है। इसी की एक सहयोगी शाखा 'बायोकेमिक' के नाम से जानी जाती है, जिसका पूरा ढाँचा कुल 12 दवाइयों पर टिका है।

●●●